# NOUVELLE MÉTHODE

## POUR LE TRAITEMENT

### DES

# HERNIES ABDOMINALES

## ÉTRANGLÉES

PAR

## Le Docteur SUZEAU

Officier d'Académie
Ancien Interne des hôpitaux de Nîmes et de Montpellier

---

**PARIS**

G. MASSON, LIBRAIRE DE L'ACADÉMIE DE MÉDECINE

120, Boulevard Saint-Germain, en face de l'École de Médecine

1890

# NOUVELLE MÉTHODE

## POUR LE TRAITEMENT

### DES

# HERNIES ABDOMINALES

## ÉTRANGLÉES

PAR

## Le Docteur SUZEAU

Officier d'Académie
Ancien Interne des hôpitaux de Nîmes et de Montpellier

---

PARIS

G. MASSON, LIBRAIRE DE L'ACADÉMIE DE MÉDECINE

120, Boulevard Saint-Germain, en face de l'École de Médecine

1890

# AVANT-PROPOS

C'est avec confiance que j'adresse au public médical une nouvelle méthode de traitement des Hernies abdominales étranglées.

Basée sur les lois inattaquables de la physiologie humaine, elle a été soumise au contrôle de l'expérience, qui n'a pas tardé à lui accorder sa consécration par le jugement suprême des faits.

On sait que l'étranglement herniaire est un des accidents les plus terribles qui puisse survenir dans une famille. Caractérisé par l'interruption violente et douloureuse de la circulation intestinale, il peut, si le patient ne reçoit pas, en *temps opportun*, des secours rationnels, être suivi des éventualités les plus funestes. C'est à conjurer ces éventualités que j'ai employé mes méditations, et de nombreux succès ont récompensé mes efforts.

En vulgarisant ma méthode, qui est un grand bienfait pour l'humanité, et qui doit désormais faire éviter toute intervention sanglante, je m'adresse à tous mes confrères, en les priant de lire mon travail, sans parti pris, à quelque degré de la hiérarchie médicale qu'ils appartiennent, et à modifier leurs opinions, qui ont pour guide les leçons du professeur Gosselin, faisant actuellement autorité en la matière (1).

L'exposé des faits que je relate ayant été accompli avec la plus scrupuleuse attention, me dispense de tout commentaire sur la valeur de ma méthode comparée avec celle qui, de nos jours, est généralement adoptée; et je fais un dernier effort pour qu'elle soit accueillie par ces esprits récalcitrants qui croient posséder le monopole de la vraie science chirurgicale et repoussent tous progrès, s'ils n'en ont pas eu l'initiative.

Clermont-Ferrand, le 1er juillet 1890.

---

(1) Leçons sur les Hernies abdominales, faites à la Faculté de médecine de Paris, par le professeur L. Gosselin, recueillies, rédigées et publiées par le docteur Léon Labbé, agrégé à la Faculté de médecine de Paris, chirurgien du Bureau central des Hôpitaux, membre de la Société anatomique, revues par le professeur. (Paris. Léon Delahaye, libraire-éditeur, 1865.)

# NOUVELLE MÉTHODE

## POUR LE TRAITEMENT

### DES

# HERNIES ABDOMINALES ÉTRANGLÉES

## CHAPITRE PREMIER.

### Exposé des Observations.

J'ai recueilli vingt observations, dont dix-huit d'hommes et deux de femmes.

Je ne les relaterai pas toutes, car ce serait grossir inutilement ce travail.

Je me bornerai seulement à donner, dans tous ses détails, le récit de quelques observations plus particulièrement intéressantes.

Le 5 mai 1863, je suis appelé dans un hôtel de la ville de Thiers (Puy-de-Dôme) pour donner mes soins à un voyageur de commerce atteint de hernie inguinale étranglée. Arrivé dans la chambre du patient, je le vois se lever sur son séant et me dire avec vivacité : « Docteur, point d'anesthésie! point d'opération! plutôt mourir! »

Je m'approche pour le calmer, tellement il me paraît agité. Eh bien! lui dis-je, je me conformerai, Monsieur, à votre demande et je tâcherai d'arriver à la réduction de votre hernie par d'autres moyens.

C'était un homme d'une quarantaine d'années environ, à la figure énergique, intelligente, au regard anxieux.

Voyez-vous, me dit-il, c'est une hernie inguinale du côté gauche dont l'étranglement date depuis hier, à cinq heures du soir. Cet accident m'est survenu en soulevant une malle chargée d'objets très lourds. Ce n'est pas la première fois que cela m'arrive, dans mes voyages. J'ai pu réussir à réduire cette hernie en opérant moi-même le taxis. Aujourd'hui, rien ne me réussit; j'ai usé et abusé moi-même du taxis et suis obligé de recourir à vos soins. Employez tous les moyens que vous jugerez convenables. Mais pas d'anesthésie ! pas de kélotomie ! Je vous prie aussi de ne pas essayer vous-même le taxis; je ne le supporterais pas, tellement la tumeur herniaire est devenue douloureuse.

Comme depuis l'obtention de mon diplôme de docteur, j'avais toujours eu l'intention de borner le plus possible l'intervention chirurgicale sanglante et que j'avais souvent réfléchi au traitement de la hernie abdominale étranglée, je rassure mon client et prends mon parti sans hésiter.

Je fais établir un plan incliné avec une porte de chambre déplacée, sur laquelle on étend un matelas et qui, appuyant d'une part sur le bateau du lit, est retenue de l'autre par le mur de la ruelle. Je fais poser mon malade sur ce plan incliné (*décubitus dorsal*), tête en bas, pieds maintenus en haut par un garçon de l'hôtel. Suivant mon ordre, la tumeur herniaire, qui est du volume d'un poing d'adulte, à peau rouge et tendue, est recouverte d'une vessie de porc pleine de glace pilée grossièrement ; elle est un peu relevée du côté de l'abdomen, au moyen de quelques linges, afin de rectifier le plus possible la voie qui, du dehors, se rend à l'intérieur du ventre. Je lui fais prendre un morceau de glace dans la bouche pour calmer la soif qui le tourmente, ainsi que les mouvements du hoquet et les nausées qui se manifestent. A peine le corps du patient repose-t-il sur ce plan incliné qu'une amélioration notable se fait sentir. J'exerce un massage léger avec la main droite, depuis la tumeur herniaire jusqu'à l'épigastre, afin de produire un *taxis intérieur* nullement douloureux. Sous l'influence de la glace qui recouvre la tumeur herniaire, la peau se plisse, devient froide et rugueuse ; la sensibilité locale disparaît et, au bout d'une demi-heure, sollicité par mon client, j'exerce le taxis ordinaire, qui réussit à merveille, suivi du bruit de gargouillement caractéristique d'une réduction de bon aloi.

En ce moment la scène change complètement. A l'anxiété du visage de M. X... succède une expression de soulagement, de joie et de reconnaissance. Je fais poser le patient dans un lit bien chauffé et lui fais boire quelques cuillerées à café d'eau vineuse sucrée et tiède. Dès que M. X... se sent mieux, il retire la main droite du lit pour saisir la mienne et la serrer avec la plus vive affection. Je profite alors de ce bon moment pour lui adresser la parole : « Comment se fait-il que vous vous soyez servi de termes techniques pour m'interdire l'anesthésie et la kélotomie? » — « C'est que vous avez eu entre vos mains le sort d'un de vos confrères de la Faculté de Paris. J'ai été externe dans les hôpitaux et lorsque, muni de mon diplôme de docteur, j'ai voulu vivre de ma profession, j'ai été obligé d'accepter l'emploi de voyageur de commerce, afin de ne pas mourir de faim. Il m'en a coûté beaucoup pour remplacer la profession médicale par l'industrie ; mais la nécessité était là, implacable, urgente. Pendant mon externat, j'ai pu voir combien était grand le mépris de la vie humaine. A l'exemple des Américains, la génération chirurgicale, de nos jours, ne vise qu'aux opérations surprenantes par l'audace, et la plupart des opérateurs se livrent sur la machine humaine vivante à des tentatives que pas un d'eux ne voudrait réaliser sur sa femme ou sur sa fille. Il faut que la nature, dont le médecin devrait être le ministre, devienne une esclave résignée, et le temps qui, dans beaucoup d'occasions, est d'un si grand secours pour la cure de certaines lésions, est repoussé impitoyablement pour céder la place à des bistouris dirigés par des mains habiles à disséquer et à manier le microscope. Aussi, dès que je me suis vu atteint d'un étranglement herniaire que, pour la première fois, je n'avais pu vaincre, ai-je formé la résolution de ne pas mourir guéri, guéri de mon étranglement herniaire, mais victime d'une autre lésion fantaisiste, intercurrente. Vous avez entendu, cher docteur, de quel ton je vous ai dit, en vous voyant paraître : point d'anesthésie! point de kélotomie! Mais revenons à mon cas particulier. Vous avez employé pour la réduction de l'étranglement de ma hernie une nouvelle méthode qui est un véritable trésor pour l'humanité. Il y a quelques heures, j'étais à deux doigts de la mort, et je me trouve actuellement rétabli dans mon état relativement normal, sans anesthésie, sans kélotomie. Ah! comment pourrais-je vous témoigner toute ma reconnaissance? Cher docteur, donnez à votre nouvelle méthode la plus grande publicité, et vous rendrez le service le plus signalé à vos semblables. »

Je l'arrêtai dans son allocution, pour lui commander un lavement laxatif. Il faut, lui dis-je, rétablir la circulation des matières contenues dans le tube intestinal, qui a été suspendue par l'étranglement herniaire. Prenez un lavement savonneux dans le décubitus dorsal, la tête plus basse que le bassin, et opérez un léger massage sur le ventre, à partir de la valvule iléo-cœcale jusqu'au colon transverse, car cette partie du gros intestin est la plus rebelle au cours des matières fécales qui, en ce lieu, ont acquis plus de consistance et doivent s'élever, sous l'influence d'un mouvement péristaltique peu développé, jusqu'au colon transverse.

Je vous laisse et reviendrai vous voir dans la soirée. Il

faut que vous alliez à la garde-robe le plus tôt possible, pour que votre rétablissement devienne le plus rapidement complet.

Buvez du jus de pruneaux édulcoré avec du miel de Narbonne. Procédez par petites cuillerées.

Là-dessus je sortis, laissant mon client dans une espèce d'enchantement.

Deux mois après la réduction de son étranglement herniaire, je reçus de M. X... une lettre de Paris, dans laquelle il m'apprenait qu'il avait joui d'une excellente santé depuis son départ de Thiers.

# CHAPITRE II.

## **Réflexions.**

J'ai employé plusieurs fois la méthode que je viens de décrire dans le traitement du voyageur X... Elle m'a toujours réussi. Les cas que j'ai eu à traiter étaient analogues. Les sujets qui me faisaient appeler étaient atteints de hernie inguinale, le plus souvent mal contenue par de mauvais bandages et, lorsque l'étranglement se produisait, sous l'influence d'un effort et d'une mauvaise position, ils se faisaient mettre au lit, se pelotonnaient sur eux-mêmes, usaient et abusaient du taxis et recouraient de bonne heure à mes soins, dès qu'ils reconnaissaient toutes leurs tentatives de réduction infructueuses.

J'ai recueilli avec exactitude dix-huit observations de hernie inguinale chez l'homme et deux de hernie crurale chez la femme. En aucun cas ma méthode n'a échoué. Elle a toujours présenté les suites les plus avantageuses. Le temps pour obtenir la réduction a varié de demi-heure à une heure. Examinons maintenant ce qui s'est passé dans le cas du voyageur de commerce :

1° Il avait fait un copieux repas à table d'hôte et, deux heures après, voulant remuer une malle très lourde, il avait poussé un cri d'angoisse, s'était jeté à terre où il s'était pelotonné et avait essayé vainement de réduire la hernie inguinale gauche qui s'était étranglée ;

2° Posé dans son lit par un garçon d'hôtel, il avait passé toute la nuit à opérer sur lui-même le taxis. Sentant que la tumeur herniaire congestionnée et fortement tendue ne souffrait plus le moindre contact, il m'avait fait appeler, quatorze heures après l'invasion de l'étranglement.

Or, je le demande, si ce client était tombé entre les mains d'un docteur disciple fervent du professeur Gosselin, que serait devenue la tumeur herniaire si, sous l'influence de l'anesthésie généralisée, cette tumeur qui pouvait contenir dans l'anse intestinale herniée des fragments d'os, des noyaux de cerises ou d'olives, ou une arête de poisson, ayant été de nouveau pétrie avec force et durée, était parvenue à rentrer dans la cavité abdominale ? Je laisse à penser si cette réduction eût été une réduction de bon aloi, et si les accidents pathologiques les plus formidables n'eussent pas été le résultat de cette pratique ?

Heureusement pour mon client, la voix qui protestait énergiquement contre l'anesthésie généralisée et la kélotomie fut écoutée ; et je me mis immédiatement en devoir de réaliser les indications les plus urgentes, ce que j'obtins par la position du corps (tête en bas) et l'application de la glace *intus et extra*, de manière à produire une *anesthésie localisée*.

Ma conduite était parfaitement conforme aux lois physiologiques et le résultat devait être avantageux. Aussi, dès que mon client sentit la douleur complètement dissipée, et une sensation désagréable de froid se produire, fut-il le premier à me prier d'enlever la vessie de porc qui contenait la glace et d'essayer le taxis. Je me conformai à son désir et, sous une pression légère de mes doigts, je sentis la tumeur herniaire rentrer dans l'abdomen en faisant entendre le bruit de gargouillement caractéristique d'une réduction de bon aloi.

Depuis ce jour, je n'ai cessé de mettre ma nouvelle méthode en pratique, et les bons résultats, sans aucune suite fâcheuse, ont été constants. Je ne décrirai pas tous les faits de ma pratique relativement à cet intéressant sujet. Je me bornerai à deux faits qui me semblent devoir être relatés. Le premier concerne un ouvrier papetier âgé de 40 ans, porteur, depuis dix ans, d'une hernie inguinale droite. Il avait l'habitude de contenir cette hernie au moyen d'un mauvais bandage qui lui avait valu un étranglement herniaire dont je l'avais guéri, deux ans avant cette dernière date (1864). Pendant le carnaval, ayant été invité à un dîner de famille, il fit de copieuses libations et mangea abondamment d'une pâtisserie de ménage faite avec des pommes. Au dessert, voulant soulever un fardeau disproportionné à ses forces, il poussa un cri aigu, se jeta à terre et se pelotonna sur lui-même, sous l'influence d'un étranglement herniaire : « Ah ! je suis perdu, s'écria-t-il, la tumeur est plus grosse que la dernière fois, et le docteur Suzeau ne pourra la faire rentrer. » Aussitôt un parent court réclamer mes soins. On pose le malade sur un brancard et on le transporte dans son domicile. A peine est-il sur son lit, que j'arrive auprès du malade ; je fais établir le plan incliné comme dans le cas précédent, j'applique sur la tumeur herniaire la glace pilée contenue dans une vessie de porc et je pratique quelques frictions très douces à partir de la tumeur herniaire jusqu'à la région épigastrique. Tout à coup une éructation des plus sonores se fait entendre, le mouvement antipéristaltique se produit avec force et ouvre l'écluse du cardia, qui lance sur le plancher une abondante bouillie nauséabonde. Toutes les matières liquides et solides sont évacuées par la bouche, et l'étranglement herniaire se trouve guéri par la même occasion.

Je recommande alors une tasse de thé au malade et l'achat d'un excellent bandage herniaire. Puis, je me retire, laissant mon client en proie aux plaisanteries les plus comiques de sa famille et de ses amis.

Le deuxième cas est relatif à un fabricant de coutellerie, âgé de 35 ans. Jusqu'au 18 mars 1855, il avait été robuste et n'avait aucune hernie. Il avait passé toute la journée à faire macérer des manches de corne de bœuf dans une bacholle d'eau additionnée d'acide azotique pour colorer les manches. A cinq heures de l'après-midi, par un temps pluvieux, il se dispose à rentrer la bacholle pleine de la préparation sus-indiquée, ainsi que des manches de couteaux. Aidé de son contre-maître, il fait un violent effort pour soulever le vase à macération, afin de franchir une marche d'escalier et pénétrer dans sa boutique, quant tout à coup il pousse un cri aigu, lâche la bacholle au seuil de la boutique, tombe à terre, se pelotonne sur lui-même et appelle du secours en criant : « Je suis perdu, mes boyaux sont hors du ventre ! »

On le transporte sur son lit et l'on m'envoie chercher en toute hâte. J'arrive une demi-heure après et trouve ce fabricant dans un état d'anxiété indescriptible. Il me regarde d'un air navré et réclame mes soins. Aussitôt j'envoie chercher la glace pilée et la mets dans une vessie de porc ; j'improvise le plan incliné, j'y fais poser le malade et, dès que mes ordres ont été exécutés, je le rassure ; je fais tenir le sac de glace par un parent sur la tumeur herniaire, qui était grosse comme un œuf de poule ordinaire. Je lui mets un morceau de glace dans la bouche en l'invitant à y revenir de temps en temps, et je lui dis que je vais voir un de mes clients, domicilié au bout du même quartier, et que je ne tarderai pas à revenir.

A mon retour, au bout d'une demi-heure, quel n'est pas mon étonnement en trouvant mon client couché dans son lit, sous une bonne couverture de laine et un édredon. Je l'interroge sur ce changement à vue, et il me répond : « Un quart d'heure après votre sortie, la tumeur herniaire est devenue complètement indolente. J'ai éprouvé alors une sensation désagréable de froid, et j'ai dit à mon beau-frère qui me gardait : Enlève la glace et pousse avec tes deux mains la tumeur herniaire dans le ventre. Il m'a obéi à contre-cœur, parce que vous n'étiez pas là ; mais il n'a pas eu à s'en repentir, car la réduction s'est faite en un clin d'œil, et je me trouve très bien. »

Cette observation, la troisième depuis l'application de ma méthode, me causa une grande joie. D'abord, parce qu'elle démontrait évidemment l'efficacité des moyens que j'avais employés, pour réduire un étranglement des plus redoutables; ensuite, elle m'avait fourni un renseignement précieux sur l'opportunité du moment où il faut arrêter l'emploi de la glace, qui peut avoir des résultats nuisibles, si l'usage qu'on en fait n'est pas surveillé. Ce client avait pris l'initiative de faire enlever la glace, dès que la tumeur, décongestionnée par la position du corps et par le froid, était devenue indolente et il avait ordonné à son beau-frère le taxis qui fut immédiatement suivi d'un vrai succès. Je n'ai pas perdu de vue cet enseignement, car les observations d'un client intelligent qui est aux premières loges de la scène pathologique, méritent d'être prises en sérieuse considération.

Je ne surchargerai pas ce travail des détails des observations que je passe sous silence, parce qu'elles n'offrent rien de particulier. L'âge des sujets que j'ai traités ainsi, varie de 35 à 50 ans.

Les deux femmes atteintes de hernie crurale se sont comportées comme les hommes frappés par le même accident. Après une nuit d'angoisse causée par la douleur de l'étranglement herniaire, elles m'ont fait appeler à leur secours douze à quatorze heures après l'invasion de l'accident et le succès a été aussi complet que dans les cas précédents. Aucune suite fâcheuse ne s'est déclarée, grâce au lavement émollient et laxatif que j'ai ordonné, après la réduction. L'une était âgée de 35 ans et l'autre de 50. Le résultat a été le même pour chacune d'elles.

# CHAPITRE III.

## Exposé de la doctrine du docteur Gosselin.

Le professeur Gosselin déconseille les agents médicamenteux qui ont été préconisés, à diverses époques, comme étant d'action variable, contingente, et n'aboutissant, dans la plupart des cas, qu'à faire perdre un temps précieux. C'est ainsi qu'il rejette les purgatifs, le tabac, la belladone, l'opium, la strichnine, le café à haute dose.

Il n'admet que deux moyens principaux : le taxis et le débridement.

Je vais donner une notion exacte de ses préceptes, par des extraits textuels de ses leçons sur les hernies abdominales publiées en 1865 (1) : « Quelques soins préparatoires
» sont-ils nécessaires quand on veut faire le taxis ? Aucun
» habituellement. J'ai parlé tout à l'heure des saignées,
» des bains, de la glace et, sans avoir contesté à ces
» moyens préalables un certain degré d'utilité, provenant
» de ce qu'ils diminuent la sensibilité, j'ai conclu à les
» rejeter, parce qu'ils font perdre un temps qu'on peut
» employer plus utilement. C'est un principe de saine

(1) Gosselin, leçons sur les hernies abdominales, pages 188 et suivantes.

» pratique, de se rendre sans aucun retard auprès du
» malade, lorsqu'on est appelé pour un étranglement her-
» niaire, et si l'on constate que celui-ci est assez récent
» pour donner l'indication du taxis, on doit procéder à
» cette manœuvre, sans désemparer. On essaye d'abord,
» pendant quelques instants, de faire rentrer la hernie
» sans le secours du chloroforme ; puis si la résistance est
» grande, on endort le malade et on reprend l'opération.
» L'anesthésie par le chloroforme étant l'adjuvant par
» excellence, tant parce qu'elle rend le taxis plus facile à
» supporter, que parce qu'elle n'entraîne aucune perte de
» temps, il n'y a pas lieu de songer aux autres moyens
» préparatoires qui sont moins efficaces et exigent beau-
» coup plus de temps. »

Autre passage :

« Le taxis une fois reconnu nécessaire, il faut, autant
» que possible, le pousser jusqu'au bout, c'est-à-dire jus-
» qu'à l'une de ces terminaisons que j'indiquais tout à
» l'heure, la *réduction* ou la *conviction de l'irréductibilité*.
» Je sais bien qu'on est obligé de manquer à ce précepte,
» lorsqu'au moment où l'on est appelé, le taxis a déja été
» fait, par d'autres, dans des proportions ou des conditions
» insuffisantes. J'y ai manqué moi-même, dans des cas
» où le chloroforme n'ayant pas encore été donné, j'ai jugé
» convenable de revenir au taxis, après avoir soumis le
» sujet à l'anesthésie. De même, je suis obligé de ne pas
» tenir compte des efforts du malade qui a quelquefois
» pratiqué fortement le taxis, avant l'appel du chirurgien ;
» Mais je ne puis donner à mes indications une précision
» que le sujet ne comporte pas. Les conditions du taxis
» sont certainement moins bonnes lorsqu'il a déjà été
» tenté par d'autres, ou par le malade lui-même ; mais ce
» n'est pas une raison pour s'abstenir, et on ne devrait
» s'arrêter que si le chirurgien venu le premier, déclarait

» que ses efforts ont été portés très loin. Ma principale
» intention est d'ailleurs de faire savoir aux chirurgiens,
» avec l'espoir que ce précepte passera désormais dans la
» pratique, que, plus tôt le taxis est fait, plus il a de
» chances de réussir, et que du moment où on l'entre-
» prend, il faut ou le mener à bonne fin, ou se mettre en
» mesure de le déclarer inefficace. Il y a à cela l'avantage
» de réussir dans le plus grand nombre des cas, et si l'on
» ne réussit pas, de pratiquer le débridement, assez tôt
» pour qu'il puisse encore sauver le malade. »

Autre passage :

«' Je dirai plus loin que dans le taxis à quatre mains et
» à six mains, le chirurgien privé d'aides peut employer
» une bande de caoutchouc vulcanisé, enroulée autour
» de la tumeur, lorsque le volume et la forme de cette
» tumeur s'y prêtent. Il est évident qu'en pareil cas
» encore, le taxis sera forcé, à un degré plus élevé,
» que si l'on employait seulement deux mains. »

Autre passage :

« Il est impossible, au moment où l'on commence le
» taxis sur un malade, de savoir ni combien de temps il
» durera, ni quel degré de force sera nécessaire. Comme
» beaucoup de chirurgiens s'effraient encore outre mesure
» des conséquences de ce mode de traitement, je voudrais
» pouvoir supprimer de notre langage ces mots de taxis
» forcé et taxis prolongé qui entraînent l'idée d'une vio-
» lence extrême et portée au-delà des limites raisonnables.
» Une réforme de langage est d'autant plus nécessaire
» aujourd'hui, qu'avec le chloroforme comme adjuvant, la
» force déployée par le chirurgien n'a besoin ni d'être
» aussi grande ni d'être continuée aussi longtemps qu'à
» l'époque de Lisfranc et d'Amussat et à l'époque où j'ai
» fait moi-même mes premières réductions. »

Autre passage :

« Peu importe les mots d'ailleurs; ce que je demande
» aujourd'hui, c'est que les chirurgiens sachent bien que
» le taxis fait avec le chloroforme en augmentant la pres-
» sion peu à peu, conformément à la résistance que l'on
» rencontre, que ce taxis, dis-je, offre de grandes chances
» de succès, dans le traitement de l'étranglement her-
» niaire récent. »

# CHAPITRE IV.

## Exposé de la nouvelle méthode de traitement des hernies abdominales étranglées, par M. le docteur Suzeau.

J'ai exposé la doctrine du professeur Gosselin dans tous ses détails. J'arrive aux préceptes qui dérivent de ma pratique.

1° *Préparatifs.* — Le professeur Gosselin dit qu'il n'en est aucun de nécessaire, et qu'il ne faut se préoccuper que de deux choses : réduction par le taxis d'après ses préceptes, ou réduction par le débridement. Pour mon compte, je pense qu'il faut d'abord relever le moral du patient, en lui promettant d'éloigner toute intervention sanglante et toute action douloureuse par le taxis, sans le secours de l'anesthésie. L'homme n'est pas seulement et ne doit pas être pour le chirurgien une chair à opérations, mais bien *une intelligence servie par des organes*, et les impressions subies par l'intelligence ont un retentissement infaillible sur l'organisation. Or, dans le cas qui nous occupe, la frayeur de la mort causée par l'étranglement herniaire a produit des effets nuisibles qu'il est important de neutraliser; c'est ce que je fais. Quant aux préparatifs matériels, pour réussir dans le taxis, ce sont la glace et la position du patient, sur un plan incliné, tête en bas (décubitus dorsal). Cette inclinaison n'a rien d'absolu, elle doit varier, selon le degré de tolérance du sujet et l'on parvient toujours à ce but au moyen de coussins qu'on augmente ou qu'on retire. Je ne veux, dans aucun cas, que cette position devienne un supplice ou soit dangereuse. C'est là ce qui caractérise mon plan incliné; mais il sera bon que l'inclinaison soit très forte, au début, afin que le paquet intestinal soit entraîné, le plus tôt possible, vers la voûte du diaphragme, ainsi que les viscères contenus dans l'abdomen.

Le sujet étant convenablement posé, et la glace tenue par un aide ou un parent, sur la tumeur herniaire, je ne m'adresse ni à l'anesthésie généralisée, ni au pétrissement de la tumeur et j'attends, après avoir mis un morceau de glace dans la bouche du patient. Je m'occupe alors à faire un *léger massage*, depuis la tumeur jusqu'à la région épigastrique.

Nous arrivons à l'anesthésie généralisée, que le professeur Gosselin préconise et considère comme l'auxiliaire le plus utile du taxis et du débridement.

A mon avis, c'est une arme très dangereuse et qui, si elle a eu quelques bons résultats, n'en a pas moins produit un certain nombre de revers qui, survenant dans les hôpitaux, n'ont jamais fait le tour de la presse médicale.

Pourquoi ce rejet de ma part ?

1° Parce que l'anesthésie généralisée heurte directement une loi de physiologie des plus importantes, je veux parler de la loi concernant la *réceptivité individuelle*. En effet, cette loi qui devrait être toujours présente à l'esprit de l'opérateur, est là, pour démontrer victorieusement qu'aucun praticien, même le plus habile, même le plus expérimenté, ne peut, après avoir réduit son sujet à l'état désigné sous ces mots : *perindè ac cadaver*, affirmer qu'après l'opération, le même sujet ne se présentera pas à l'état de *cadaver*.

Cette loi, qui ordonne la plus grande prudence aux praticiens dans tous les faits de médecine et de chirurgie, brave la prétendue *omniscience* de ces hommes, qui croient porter un regard d'aigle sur tous les faits de la science humaine. Elle brise toutes les vanités et démontre souvent que la vie humaine ne tenant qu'à un fil, il faut peu de chose pour le rompre. L'empire de cette loi se montre aussi dans le domaine moral et il n'a jamais été rare de voir à toutes les époques de l'humanité, une mauvaise nouvelle ou une lettre, frapper le sujet intéressé et le tuer par une espèce de *sidération ;* car cette loi imprescriptible est bien supérieure à toutes celles qui émanent des parlements humains.

2° Dans l'opération du taxis, l'anesthésie généralisée a le grand inconvénient d'insensibiliser complètement le sujet qui demeure inerte et permet à l'opérateur le plus obstiné de faire rentrer dans l'abdomen une anse intestinale ou épiploïque dans le plus piteux état.

J'ajouterai que, parmi les plus ardents promoteurs de l'anesthésie généralisée, il n'en est peut-être aucun qui ait expérimenté sur lui-même, l'état du *perindè ac cadaver*. Soit au physique, soit au moral, c'est une position que tout le monde doit redouter.

Toutefois, ne voulant pas désarmer l'opérateur en présence de la douleur que doit éprouver le patient, je me suis occupé à remplacer l'insensibilité générale provenant d'une modification puissante et dangereuse des centres nerveux, par l'anesthésie localisée au moyen de la glace, qui produit rapidement une action efficace et contribue, avec le plan incliné, à insensibiliser et à décongestionner la tumeur herniaire, au su et au vu du patient, qui assiste avec toute son intelligence à l'influence heureuse des deux moyens combinés que je préconise.

Je dois ajouter qu'à défaut de glace, on fera bien de recouvrir la tumeur herniaire avec de l'eau très froide additionnée de vinaigre, en attendant l'arrivée de la glace. L'effet produit sera excellent.

# CHAPITRE V.

## Conclusion.

Je ne tirerai pas de conclusion. Je laisse aux esprits éclairés qui jugent sans parti pris, le soin de livrer ma méthode à un sérieux examen et à en tirer eux-mêmes la conclusion qu'elle mérite.

# CHAPITRE VI.

## Vœux.

Comme j'ai toujours agi dans des conditions indiscutables d'opportunité, j'ai longtemps songé aux moyens de généraliser le plus possible et vulgariser le succès, dans les cas d'étranglement herniaire. Or, en pensant à cette grave question, j'ai reconnu que l'inopportunité du taxis consistait, pour les malheureux herniés, dans le manque de soins rationnels au début de l'étranglement. Que se passe-t-il en effet dans la grande majorité des cas? Le malade qui a fait des efforts instinctifs de réduction et n'a pu réussir, ne tarde pas à réclamer les soins d'un homme de l'art. Mais ce secours qu'il demande ne vient pas toujours en temps opportun, et le médecin qui essaye le taxis d'après la doctrine du professeur Gosselin, ne pouvant obtenir la réduction, emploie, le plus souvent, les grands bains tièdes et diverses préparations médicamenteuses. Tout échoue et l'irréductibilité qu'il a constatée le mettant en demeure d'opérer, il craint un échec chirurgical qui a toujours dans les classes agricoles et industrielles un grand retentissement et continue d'agir par des médicaments qui conduisent le patient au tombeau.

Voilà la vérité. Je voudrais pouvoir en prévenir les tristes résultats, en faisant publier un indicateur de ma méthode qui serait entre les mains des médecins et de tous les hommes éclairés et bienfaisants des villes et des campagnes où les bons soins sont si rares. La feuille qui figure à la fin de ce mémoire rendrait un grand service aux malheureux atteints d'étranglement herniaire, en leur indiquant la marche à suivre, sinon pour obtenir eux-mêmes leur guérison, du moins pour attendre, sans aucune inquiétude, l'arrivée d'un médecin bien renseigné sur ma méthode.

# CHAPITRE VII.

## Supplément sur l'anesthésie généralisée.

Il faut anesthésier localement tous les organes sur lesquels on doit agir chirurgicalement. La douleur doit être évitée le plus soigneusement possible ; elle peut engendrer une fièvre nerveuse qui tue souvent, par une espèce de sidération, plus sûrement qu'une congestion sanguine. Dans la méthode que je préconise, j'obtiens avec la glace une *anesthésie localisée*. Il doit en être de même pour les autres opérations chirurgicales ; *hic opus, hic labor est.*

Que de transes pénibles on évitera aux chirurgiens ! Que de catastrophes on préviendra ! Car la loi de la *réceptivité individuelle* est toujours là, comme un épouvantail inévitable, quand il s'agit d'opérer sur un patient dont nul médecin ne peut se flatter de connaître à fond toutes les conditions organiques et morales.

Clermont-Ferrand, le 1er juillet 1890.

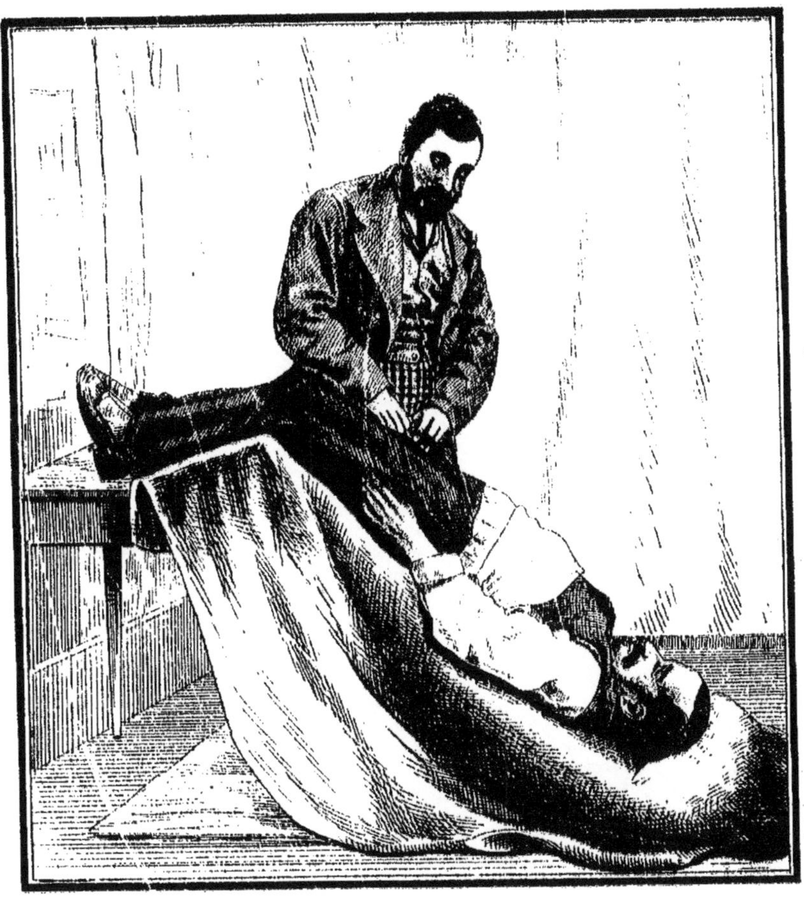

## INDICATEUR DE LA MARCHE A SUIVRE

**Au début de l'étranglement des hernies abdominales**

1° Placer le patient sur un plan incliné, tête en bas (décubitus dorsal).

2° Placer sur la tumeur herniaire une vessie de porc contenant de la glace pilée ou, à défaut de glace, une forte compresse imbibée d'eau vinaigrée.

3° Poser un morceau de glace dans la bouche du patient.

4° Varier l'inclinaison du plan sur lequel repose le patient, suivant sa tolérance, au moyen de coussins qu'on ajoute ou qu'on supprime.

5° Faire tenir les jambes du patient par des aides qui se remplaceront.

6° Attendre, dans cette position, l'arrivée du médecin qui connaîtra la méthode du docteur Suzeau.

# TABLE DES MATIÈRES


Avant-propos........................................................  3
Chapitre Ier. Exposé des observations..............................  5
Chapitre II. Réflexions............................................  11
Chapitre III. Exposé de la doctrine du professeur Gosselin.........  17
Chapitre IV. Exposé de la nouvelle méthode du docteur Suzeau.......  21
Chapitre V. Conclusion.............................................  25
Chapitre VI. Vœux..................................................  27
Chapitre VII. Supplément sur l'*anesthésie généralisée*, avec une planche explicative sur la méthode.................................  29



Clermont-Ferrand, imprimerie Mont-Louis, rue Darbançou, 2.

CLERMONT-FERRAND. — IMPRIMERIE MONT-LOUIS, RUE BARBANÇON, 2

9 782016 184158